Aceite de CBD 2019: ¿De qué se trata todo el alboroto?

Deshágase de todos los conceptos erróneos sobre el cáñamo y la marihuana, aprenda qué buscar al comprar CBD, y cómo ayuda con diferentes dolencias.

Incluido: ¡Libro de registro para encontrar su dosis adecuada!

Por

Caro Mollet

precisa, actualizada, fiable y completa. No hay ninguna clase de garantía declarada o implícita. Los lectores reconocen que el autor no está involucrada en la prestación de asesoramiento legal, financiero, médico o profesional. El contenido dentro de este libro se ha derivado de varias fuentes. Por favor consulte a un profesional con licencia antes de intentar cualquier técnica señalada en este libro.

Al leer este documento, el lector acepta que bajo ninguna circunstancia el autor o editor es responsable de las pérdidas, directas o indirectas, que se produzcan como resultado del uso de la información contenida en este libro, incluidos, entre otros, los errores, omisiones o inexactitudes.

<u>Cáñamo vs. Marihuana:</u>

A menos que se diga lo contrario, principalmente hablamos sobre aceite de CBD de Cáñamo. Que tiene más CBD que el de la planta de la marihuana y menos del 0.3% de THC en él. Compruebe la Ley Agrícola de 2018 para la legalización del cáñamo a nivel federal.

Tabla de Contenidos

Introducción

Historia del cannabis

El cannabis tiene una historia de seis mil años que se remonta a principios y mediados de la Edad de Bronce.

En 4000 A.C., el cannabis era un cultivo alimenticio y era considerado uno de los cinco granos en China. En 2737 A.C., el cannabis fue usado como una droga medicinal. Este es el primer registro de su uso para propósitos médicos. El Emperador Shen-Nung reconoció sus usos para tratamientos de más de cien enfermedades. Estas enfermedades incluían la gota, malaria y el reumatismo.

Entre 2000 y 1400 A.C. el cannabis fue usado en los baños de vapor por el pueblo nomádico indo-europeo. También lo usaban en rituales funerarios donde se quemaban semillas de cannabis. En los textos religiosos hindú, el cannabis fue registrado como un "proveedor de libertad" y una "fuente de felicidad." Ellos la usaban en sus servicios y rituales comunes. Ya que sus usos siguieron incrementando, el camino para continuar la investigación de sus usos medicinales se abrió durante 2000-1000 A.C.

Hay información que trata del uso del cannabis como tratamiento para la inflamación en papiros médicos Egipcios de conocimiento médico. Los asirios notaron los efectos psicodélicos del uso del cannabis en 900 A.C.

Durante 450-200 A.C. Se dice que hubo un amplio uso del cannabis en el Imperio Griego. Era usado como un tratamiento para dolores de oídos y dientes por el médico Dioscorides. En el Imperio Romano, las mujeres lo usaban en los partos para aliviar el dolor.

Una mezcla de vino y cannabis era usada para anestesiar a los pacientes por primera vez durante 207 A.C. Se dice que era un tratamiento benéfico de la epilepsia. Esto fue investigado por los estudiosos árabes al-Badre y al-Mayusi en 1000 D.C.

Avicenna era un escritor médico persa. El publicó *El Canon de la Medicina* de Avicenna en 1025 DC. En él, él decía que el cannabis podía ser usado como tratamiento para edemas, dolores de cabeza, gota, y heridas infectadas. Su trabajo influenció a muchos escritores de la medicina Occidental después de ser extensivamente estudiado desde el decimotercer hasta el decimonoveno siglo.

En 1300 D.C. Los comerciantes árabes trajeron el cannabis desde la India a Africa Oriental, donde fue usado como tratamiento para muchos males. Ellos incluían disentería, malaria, fiebre, y asma. En 1500 D.C. El cannabis fue traído a América por los españoles. Fue utilizado como una fuente para hacer equipo práctico, como ropas y cuerdas. Muchos años después, también fue usado por sus propiedades psicotrópicas y medicinales.

Napoleón le presentó el cannabis a Francia. El la llevó a su madre patria de Egipto en 1798 D.C. Era usada principalmente para tratar tos, ictericia, y tumores. También fue analizada por sus cualidades sedativas y aliviadoras de dolor.

El año 1839 fue marcado como el año cuando la medicina Occidental fue introducida a los beneficios terapéuticos del cannabis por el doctor irlandés William O' Shaughnessy. El llegó a la conclusión de que el cannabis no tiene efectos negativos. Después de eso, el uso medicinal e investigación del cannabis se elevó exponencialmente.

El cannabis medicinal fue usado en 1900 para el tratamiento de enfermedades como reumatismo, dolores de parto, y nauseas. Estaba disponible como una "cura del Piso" y "cura para la tos de un día." En 1914, la Ley Harrison de Impuestos a los Narcóticos fue aprobada. Establecía que el uso de drogas era un crimen en los Estados Unidos. En 1937, la Ley de Impuestos a la Marihuana fue aprobada; declaraba que todas las ventas y uso de cannabis estaban prohibidos en los Estados Unidos. En 1964, un químico israelí descubrió y sintetizó el THC. THC es un componente activo del cannabis.

En 1970, la planta cannabis fue enlistada como "no tener un uso medicinal aceptado." En los Estados Unidos, el cannabis fue como una droga tipo 1. Esto limitó cualquier otro estudio sobre la planta. En 1988, los receptores de cannabinoides CBD 1 y CBD 2 fueron descubiertos. Son el mayor número de neuroreceptores presentes en el cerebro.

Durante los años 2000 a 2018, muchos gobiernos estaban permitiendo el uso del cannabis por sus propósitos medicinales. Solo fue legalizado para su uso cuando se conseguía de un productor legalizado. Su uso para propósito recreativos se está volviendo común, y su legalización es inminente en muchos países.

El uso medicinal del cannabis tiene una larga y rica historia. Debido a regulaciones y restricciones sobre el uso del cannabis, la investigación sobre ello fue severamente afectada. Estamos más atrasados con la investigación en cuanto al cannabis de lo que deberíamos. Muchos estudios y pruebas son requeridas para clarificar el estado del cannabis como un producto favorable de una vez por todas.

En Octubre de 2017, un reporte fue publicado por la Organización Mundial de la Salud. Era un reporte premilinar que reunía todos los propósitos potenciales y actuales o usos del CBD. CBD es ahora apoyado para ser usado en el tratamiento del síndrome de Dravet. Aún hay más piezas de vevidencia que pueden aparecer mientras la investigación sobre el tema se expande.

Según la OMS, el cannabis podría potencialmente abrir nuevas puertas al tratamiento de enfermedades extremadamente mortales como el

Parkinson, el Alzheimer y el Huntington. Los tratamientos para el cáncer, la depresión, la esclerosis múltiple, la psicosis y la ansiedad se benefician del CBD. Puedes aprender más detalles sobre el CBD con diferentes enfermedades más adelante en este libro.

CBD

El cannabidiol (CBD) está presente entre los cientos de compuestos que son encontrados en la planta de cannabis. Estos compuestos son conocidos como fitocannabinoides. El CBD se produce en pequeños pelos que salen de las hojas y flores de la planta de cannabis. También es guardada en esas partes que son conocidas como tricomas. Los tricomas están apegados a las flores y hojas de las plantas de cannabis.

El sistema endocannabinoide es responsable de mantener muchos procesos psicológicos en el cuerpo humanos. Los cannabinoides interactúan con él y lo influencian. Algunos de los métodos que afecta es el dolor, la inflamación, el aprendizaje y las emociones. Entre el CBD y el THC, el último puede causar una especie de "viaje." Afecta el comportamiento de las células del cerebro y del cuerpo. También cambia la comunicación entre estas dos clases de células.

El CBD tiene un efecto calmante y no causa el "viaje." Se dice que tiene efectos anti-inflamatorios y analgésicos. En esta fase, solo hay algunos pocos estudios hechos sobre el CBD puro que puede ser extraido de la planta de cannabis. Puede ser consumido en forma de aceite o de píldora.

Los investigadores están tratando de descubrir la cantidad exacta de CBD y THC utilizar para varios propósitos médicos. Los estudios para entender las dósis y sus efectos aún continúan.

Usos del CBD

Muchos investigadores hoy en día están buscando alternativos a los fármacos regulares. Quieren un respiro de los efectos secundarios de la medicina regular que se administra hoy en día, una medicina que es proporcionada por la naturaleza para que no le haga daño a nuestro cuerpo.

Algunos investigadores y doctores dicen que no hay estudios suficientes que apoyen los supuestos propósitos médicos del CBD. Aún no están completamente conscientes de sus efectos en la mente y cuerpo humanas. Ellos dicen que el CBD puede activar muchas cosas diferentes en receptores diferentes. La mayoría, sin embargo, reconoce que el CBD tiene propiedades anti-inflamatorias y analgésicas.

- Las personas lo usan en forma de aceite para tratar aflicciones menores como una articulación adolorida un sarpullido.

- Algunos usuarios también lo usan para aliviar la ansiedad. Los ayuda a sentir en calma.

- También se dice que trata muchos otros malestares. Estos incluyen eczema, dolor articular, acné e insomnio.

- Los efectos neuroprotectores de la CBD están probados (Hampson, Grimaldi, Axelrod y Wink, 1998).[1]

- Las propiedades anticancerígenas que hacen que la gente se interese y sienta curiosidad por el tema están aún bajo investigación ("Estudios sobre CBD y cáncer," 2019).[2]

El potencial para sus usos medicinales y beneficios es inmenso y sin antecedentes. Puede cambiar el mundo de la medicina para siempre sin ninguna ayuda.

[1] Hampson, A.; Grimaldi, M.; Axelrod, J.; y Wink, D. (1998). " El canabidiol y el 9-tetrahidrocanabinol son antioxidantes neuroprotectores". Actas de la Academia Nacional de Ciencias, 95(14), 8268-8273. DOI: 10.1073/pnas.95.14.8268.

[2] "Estudios sobre CBD y Cancer" (2019). Extraído de https://www.projectcbd.org/cancer.

THC

El THC es principalmente un compuesto presente en una planta de cannabis que viene de la Marihuana. Su abreviación es tetrahidrocannabinol. Es el responsable por el "viaje" causado por consumir marihuana. El THC es uno de los cannabinoides y también uno de los más conocidos. Los cannabinoides interactúan con el cerebro y los receptores del cuerpo.

Un químico israelí, Raphael Mechoulam fue el que aisló al THC en 1964. El aisló el THC hachís libanés. Fue entonces que la investigación sobre el cannabis realmente despegó. Muchos otros cannabinoides también fueron descubiertos después de eso junto con los endocannabinoides y los receptores cannabinoides que están presentes en todo el cuerpo. Los endocannabinoides son compuestos que son similares al THC. Son hechos naturalmente por nuestro cuerpo para mantener su salud y estabilidad.

Los receptores cannabinoides están presentes en abundancia en algunas partes del cerebro. Estas zonas del cerebro están enlazadas al pensamiento, placer, memoria, percepción temporal, y coordinación. El THC se combina con estos receptores y hace que se activen. Cuando esto sucede, entonces el pensamiento, la memoria, la coordinación y la percepción sensorial y temporal de una persona se ven afectados ("Marijuana", 2019)..3

El THC es similar en cuanto a estructura al químico natural anandamida. Es producido por el cerebro. El THC es encontrado en la resina que es segregada por las tierras de una planta de cannabis de Marihuana. El THC se activa y estimula las celulas presentes en el cerebro. Causa que liberen dopamina, que puede causar euforia ("¿Cómo Produce La Marihuana Sus Efectos?" 2019).4

El hipocampo es el área del cerebro que produce nuevas memorias. Afecta la parte de procesamiento de información en la región del hipocampo. El THC puede causar delirios y alucinaciones. Una persona empieza a experimentarlas después de 30 minutos del consumo. Su efecto dura alrededor de dos horas. Después de que las consecuencias del "viaje" se hayan pasado, las dificultades psicomotoras pueden aún estar presentes.

3 "Marihuana" (2019). Extraído de
https://www.drugabuse.gov/drugs-abuse/marijuana.
4 "¿Cómo Produce La Marihuana Sus Efectos??" (2019). Extraído de
https://www.drugabuse.gov/publications/research-
reports/marijuana/how-does-marijuana-produce-its-effects.

Usos del THC

El THC también está vinculado a algunos efectos secundarios. Ellos son elación, pérdida de memoria a corto plazo, sedación, taquicardia y ansiedad. También hay algunos usuarios que hablan de efectos analgésicos del THC. Hay muchos usos medicinales y recreacionales del THC.

- Hay muchas maneras de consumir THC. Puede ser utilizado internamente en jarabes, comestibles y aceites o externamente con la aplicación de lociones y bálsamos por sus propiedades antiinflamatorias.

- También puede reducir la ansiedad y tiene efectos aliviadores de dolor en perros.

Solo hay una medicina aprobada por la FDA que es producida del THC sintético llamado Marinol.

La Diferencia en THC y CBD

Estos dos compuestos tienen una estructura química bastante similar. Son ambas partes de la planta de cannabis y son extraídas de ella. El THC le produce a uno un "viaje." El CBD balancea los poderosos efectos del THC. El CBD está asociado con un incremento en energía mientras el THC puede causar éxtasis. El CBD reduce los efectos causados por el THC.

Usos Médicos del THC vs CBD

Usos Médicos del CBD:	Usos Médicos del THC:
Anticonvulsivo	Analgésico
Analgésico	Antinauseas
Propiedades antitumor	Ayuda a dormir
Antipsicótico	Antiansiedad
Antiinflamatorio	Espasticidad muscular
Depresión	
Estimulación del apetito de uno	

Diferencia entre Aceite de CBD y Aceite de Cáñamo

El aceite de cáñamo y el de CBD varian enormemente en sus usos.

El aceite de CBD es un aceite de cannabis enriquecido con cannabidiol. El aceite de cáñamo, en cambio, es hecho de sus semillas. Ambos vienen de la misma planta. Ambos tienen ingredientes que están siendo investigados por sus propiedades médicas. Ambos son usados por diferentes razones. La mayoría de las personas los confunde y creen que ambos son lo mismo.

El aceite de CBD derivado del cáñamo es producido de tallos, hojas, y flores de cáñamo. En su mayoría, las cepas son seleccionadas para extraer aceite de CBD ya que contienen niveles de CBD más altos. Hacer el aceite de CBD de cepas también incrementa la potencia del producto. Los productos de CBD que vienen que vienen de plantas naturales enteras de cannabis (Cáñamo) son en su mayoría recomendadas. Es más seguro que el hecho del cáñamo industrial.

En años recientes, la popularidad del aceite de CBD (Cáñamo) ha aumentado exponencialmente. Su uso para propósitos medicinales es altamente buscado ahora más que nunca. Es beneficioso para muchas enfermedades. No tiene el efecto intoxicante de la Marihuana, pero tiene todas sus ventajas médicas. Es usado para el tratamiento de muchos desordenes neurodegenerativos e inflamatorios. También es benéfica para el tratamiento de la epilepsia.

El aceite de cáñamo es tomado de las semillas de la planta de cáñamo. El cáñamo industrial es el único utilizado para producir aceite de cáñamo. Sus efectos psicodélicos son reducidos al mínimo. Uno de los usos del aceite de cáñamo incluye cocicnar ya que está cargado de nutrientes. También puede ser usado como un reemplazo del aceite de oliva en las ensaladas.

El aceite de cáñamo también puede ser usado como humectante por sus propiedades específicas. También puede actuar como una forma base de una variedad de plásticos. Es usado como una alternativa petrolífera. También puede ser usado como combustible biodiese al igual que cualquier otro aceite vegetal. Los aceites de cáñamo también son usados en la producción de diferentes jabones y lociones. Algunas comidas también contienen aceite de cáñamo...

Proyección del Negocio del CBD

Si la industria del cannabis sigue creciendo a su ritmo actual, entonces para el 2020, el mercado americano alcanzará los $20 billones. El Grupo Brightfield, un analista de la industria del cannabis, ha afirmado que la industria del cáñamo y el CDB por sí sola se está expandiendo a un ritmo extraordinario y podría alcanzar los 22.000 millones de dólares para 2022 ("¿El CDB vale 22.000 millones de dólares para 2022? Eso Es Una Locura, ¿Cierto?" 2019).[5]

---

[5] "¿El CBD Valdrá $22 Billones para el 2022? Eso Es Una Locura, ¿Cierto?" (2019). Extraído de https://www.brightfieldgroup.com/post/cbd-worth-22-billion-by-2022.

Esto es tan reciente como 2017-2018, los productos de CBD han llegado a los mercados y tiendas locales. Ellos están viniendo en la forma de muchos diferentes tipos de productos. Los números que la industria alcanzó en el 2018 fueron proyectados en alrededor $500 millones. El número podría aumentar 40 veces en los próximos cuatro años. El mercado de CBD se dobló en tamaño durante el último par de años, y no parece probable que se detenga.

La industria de CBD está experimentando tal crecimiento porque no tiene los desafíos del cannabis tradicional. La legalización y problemas logísticos del cannabis tradicional perjudican el crecimiento de su indistria significativamente.

También hay muchos estudios e investigación actualmente en el CBD. Se están trayendo inversiones sustanciales al campo de investigación de CBD para encontrar maneras de aprovechar diferentes mercados. CVS y Walgreens son dos mayoristas principales vendedores que van a cubrir los productos tópicos del CBD- Esta industria ha retoñado de repente en la escena de la nada. El mercado de CBD ha estado expandiendose principalmente de boca a boca.

La Ley Agrícola de 2018 y Su Impacto en la Industria del Cáñamo

La marihuana es un narcótico tipo 1 según la FDA. El cáñamo y el cannabis son casi principalmente primos. El cáñamo es bajo en THC y tiene mucho contenido de CBD. La ley agrícola del 2019 ha legalizado a nivel federal la producción comercial de cáñamo.

El 20 de Diciembre de 2018, el presidente pasó la ley agrícola. La Ley de Cultivo de Cáñamo de 2018 también se incluyó en este proyecto de ley. Esta ley legaliza la producción de cáñamo y su uso a lo largo de la nación. El estado legal, sin embargo, no es alterado debido a esta ley. Muchos negocios se están preparando para crear ganancias al utilizar las posibilidades del CBD.

Es por eso que los inversores están financiando investigadores porque también quieren sacarle ganancias. Esto puede crear un exceso de productos de CBD en la nación. Las cosas con CBD probablemente tendrán precios que no están estandarizados. Estos productos no pasarán por un sistema de chequeo y balance, así que probablemente no estamos recibiendo información basada en hechos en cuanto a la calidad y cantidad de CBD en un producto.

La ley de cultivo del 2018 enmienda el término *marihuana* para excluir el cáñamo. Este término fue fundado en la Ley de Sustancias Controladas de 1972. El cáñamo era definido como la planta de cannabis, la cual tiene menos de 0.3 por ciento de THC.

Debajo están algunos de los usos potenciales del cáñamo, aparte de los productos de CBD:

- Un suéter que es más resistente que el algodón y más suave que cualquier tela que hayas conocido.

- Un auto con una estructura más ligera que el acero. Puede soportar casi diez veces la cantidad de impacto del acero, y ni siquiera se marcará.

- Una sola hectárea de esta planta que crece rápido, puede reemplazar el papel producido de cuatro hectáreas de árboles.

América ha suprimido muchos trabajos potenciales e investigación que podría transformar productos esenciales. Pueden hacer productos que son más sostenibles ambientalmente.

LA CIENCIA DETRÁS DEL CBD

Los humanos han utilizado la planta del cannabis desde tiempos antiguos. Ha sido usada a través de la historia y en todas partes del mundo desde Ásia hasta Europa. El cannabis es un género que consta de tres plantas psicoactivas:

- cannabis sativa

- cannabis indica

- cannabis ruderalis

La gente afirma que el cannabis tiene muchos beneficios para la salud. Sus ventajas incluyen tratamientos para un rango de aficciones, desde nauseas hasta problemas del sistema inmune. Uno podría hacer estas preguntas: "Si el cannabis es tan apreciado por sus ventajas relacionadas con la salud, ¿por qué no hay más estudios particulares y pruebas de ello? ¿Por qué no hay suficiente evidencia científica para negar o respaldar estas afirmaciones?" La razón principal detrás de la falta de conocimiento de este tema es que en 1970,

Estados Unidos la catalogó como una droga tipo 1. Esto significa que fue incluida en la misma categoría que la heroína, extasis, y LSD. Ellas son todas sustancias altamente adictivas que son ilegales en la mayoría de los países. Fueron clasificadas como "no tener ningún uso médico aceptado", y también se afirmó que representan un riesgo y un alto potencial de abuso. Esta categorización hizo que el cannabis fuera inapropiada para investigar en un laboratorio. Habían riesgos que involucraban cometer una ofensa federal.

En algunos estados, el cannabis ha recibido luz verde para uso recreacional y medicinal. Las comunidades pro y anti cannabis están en guerra una con otra, y esto se ha vuelto el tema de muchos debates. Un lado quiere prohibirla permanentemente mientras que el otro quiere hacerla accesible para todos. El CBD, o cannabidiol, es como una especie de tema caliente ya que ha entrado a la escena con un potencial sin precedentes para una revolución de muchas industrias. Solo hace a muchas industrias mucho más eficientes y sostenibles. Sus usos aún están siendo investigados.

Tetrahydrocannabinol (THC)

Cannabidiol (CBD)

The structural formulas of Tetrahydrocannabinol (THC) and Cannabidiol (CBD).

La formula estructural del THC y CBD ("CBD vs. THC: ¿Cuáles Son las Diferencias Principales?" 2019)[6]

El CBD fue aislado por primera vez en 1940. Hay una familia de más de 113 compuestos cannabinoides bicíclicos y tricíclicos que se encuentran naturalmente en el cannabis. El CBD es uno de esos compuestos. Su fórmula molecular ($C_{21}H_{30}O_2$) es similar al THC. Esta formula representa que tanto el CBD y el THC tienen 21 carbonos, treinta hidrógenos y dos átomos de oxígeno. La masa molecular también es muy similar al THC tiene una masa de 314.469 g/mol, y el CBD tiene una masa de 314.464 g/mol.

El ácido cannabigerólico (CBGA) es un precursor de todos los cannabinoides que se producen de forma natural. La CBDA sintasa cicla la CBGA en ácido cannabidiólico. Esta forma de ácido se somete entonces a descarboxilación para sacar el producto final del CBD. El CBD contiene un grupo hidroxilo mientras que el THC contiene un anillo cíclico. El CBD tiene una baja solubilidad en el agua. Sin embargo, es fácilmente soluble en solventes orgánicos, lípidos y alcohol.

El CB1 es un receptor cannabinoide de proteína G emparejada. Está presente en el sistema nervioso central y periférico. Ocurre en amplia cantidad en el cerebro. CB1 es la una parte del sistema endocannabinoide, y los neurotransmisores endógenos son

---

[6] "CBD vs. THC: ¿Cuáles Son las Diferencias Principales?" (2019). Extraído de https://www.analyticalcannabis.com/articles/cbd-vs-thc-what-are-the-main-differences-297486.

Responsables por su activación. Estos neurotransmisores son anandamida y 2-araquidonilglicerol junto con algunos otros compuestos naturales. Los fitocannabinoides, que están presentes en el cannabis, también son neurotransmisores. El THC estimula los receptores CB1 ya que es un potente agonista parcial de CB1. Esto lleva a uno a experimentar los efectos psicoactivos cuando uno tiende a consumir cannabis.

El CDB está etiquetado como un modulador alostérico negativo del CB1 (Laprairie, Bagher, Kelly y Denovan-Wright, 2015).[7]

[7] Laprairie, R.; Bagher, A.; Kelly, M.; y Denovan-Wright, E. (2015). "El Cannabidiol es un Modulador Alostérico Negativo del Receptor Cannabinoide CB1." *British Journal of Pharmacology*, 172(20), 4790–4805. DOI: 10.1111/bph.1325

Es un hecho establecido que el CBD es un compuesto no-intoxicante. En años recientes, el CBD ha disparado un montón de interés entre médicos y científicos. Todavía hay investigaciones en curso sobre los efectos del CDB a nivel molecular que lo hacen tan beneficioso para la salud humana y de las mascotas.

El cannabidiol es un fármaco pleiotrópico. Produce varios efectos mediante multiples caminos moleculares presentes en nuestros cuerpos. La literatura científica hasta ahora ha descubierto más de sesenta y cinco objetivos moleculares del CBD. El CBD se une en un grado mínimo con CB1 y CB2, dos receptores cannabinoides. El CBD sí inflexiona muchos receptores no cannabinoides y los canales de iones. El CBD también actúa a través de muchas vías que no requieren ningún receptor. Un ejemplo de esto es que retrasa la restauración de la anandamida y la adenosina, que son neurotransmisores endógenos.

El CBD se une a los receptores nucleares presentes en el cuerpo humano, y es un compuesto de una planta, así que uno podría preguntarse, ¿cómo ocurre todo esto?

El CBD, primero que nada, tiene que pasar por la membrana celular. Lo hace viajando con el PUAG, que es una abreviatura de proteínas que se unen a los ácidos grasos. Estas moléculas de transporte intracelular también son responsables de transportar el THC y los endocannabinoides a varios objetivos dentro de las células.

He aquí algunas de las maneras en que el CDB imparte sus diversos efectos remediales en el cuerpo humano.

1. Receptores de Serotonina

En la Universidad de São Paulo y King College, los investigadores han llevado a cabo un estudio relacionado con la CDB y cómo puede tener un efecto positivo sobre la ansiedad. Esta fue una investigación pionera en la materia (Schier et al., 2014). El CBD activa el receptor de serotonina 5-HT1A (hidroxitriptamina). Esto nos da una indicación de los efectos ansiolíticos de la CBD.

El 5-HT1A pertenece a la familia de los receptores 5-HT. Están presentes en el sistema nervioso central y periférico. Estos receptores son solo activados por el neurotransmisor serotonina. Los receptores 5-HT están detrás del torrente de mensajes químicos. Activa las señales que producen respuestas que podrían ser exitantes o inhibidoras.

ACBD significa ácido cannabidiolico. Es el tipo de CDB crudo y sin calentar que ocurre en la planta de cannabis. El CBDA tiene una mayor afinidad hacia el receptor 5-HT1A que el CBD. El CBDA es un antiemético eficaz. Se cree que es más potente que el CBD y el THC, que también son efectivos contra las náuseas.

2. Receptores huérfanos GPR55

Como el CBD activa algunos receptores y canales de iones. También hay nuevos estudios que sugieren que el CBD también actúa como un obstáculo porque también puede bloquear y desactivar los receptores acoplados a la proteína G, que se conocen como GPR55.

El GRP55 también se conoce como receptor huérfano porque los científicos no están seguros de su origen. No saben si pertenece a alguna otra familia de receptores. GPR55 está presente en el cerebelo y en todo el cerebro en abundancia. Regula los procesos fisiológicos, como la densidad ósea y la presión arterial.

GPR55 estimula la función de las células osteoclásticas. Esta función ayuda a la reabsorción ósea. Cuando el receptor GPR55 está hiperactivo, entonces esto puede ser un indicador de osteoporosis.

El GPR55 también se revela en muchos tipos diferentes de cánceres. Cuando el GPR55 se activa, aumenta la proliferación de células cancerosas (Hu et al., 2019).[8]

El CBD actúa como enemigo del GPR55. Ambos procesos —reabsorción ósea y proliferación de células cancerosas— se reducen al detener la señal del receptor GPR55 (Whyte et al., 2009).[9]

---

[8] Hu, G.; Ren, G.; Shi, Y.; A, A.; PF, S.; and RJ, R. et al. (2019). "El receptor canabinoide putativo GPR55 promueve la proliferación de células cancerosas". Extraído de https://www.nature.com/articles/onc2010502.
[9] Whyte, L.; Ryberg, E.; Sims, N.; Ridge, S.; Mackie, K.; y Greasley, P. et al. (2009). "El receptor canabinoide putativo GPR55 afecta la función osteoclástica in vitro y la masa ósea en vivo". Actas de la Academia Nacional de Ciencias, 106(38), 16511-16516. DOI: 10.1073/pnas.0902743106

3. Receptores Nucleares-PPARS

El CBD activa los PPARs que están presentes en la superficie del núcleo de la célula. Los PPAR son una abreviatura de *receptores activados por proliferadores de peroxisomas.* Al habilitar los PPARs, el CBD muestra sus propiedades anticancerígenas.

Los efectos antiproliferativos se observan cuando se activa el receptor PPAR-gamma. Su activación también regresa el tumor en las células de cáncer de pulmón humano. La activación PPAR-gamma disminuye la placa beta-amiloide. Es conocida como la molécula clave relacionada con el desarrollo del Alzheimer. Así es como se sabe que el CBD es beneficioso para los enfermos de Alzheimer. La razón principal es que el CBD es un agonista de rayos gamma PPAR.

Los receptores PPAR también participan en la modulación de genes específicos. Los genes están involucrados en la absorción de lípidos, homeostasis energética, sensibilidad a la insulina y otras actividades metabólicas.

4. Receptores de Vaniloides

El CBD aporta propiedades terapéuticas, que lleva a cabo a través de numerosos canales iónicos. Los receptores TRPV1 se unen al CBD y funcionan como un canal de iones. Se sabe que los receptores del TRPV1 se encuentran en condiciones moderadas como inflamación, temperatura corporal y percepción de dolor.

TRPV es una abreviatura de *subfamilia V del canal catiónico potencial del receptor transitorio*. Hay muchas docenas de subfamilias de TRPV, y TRPV1 es también una de ellas. Ellos son responsables de traer los efectos de muchas hierbas medicinales. Los científicos llaman TRPV1 a los receptores de vaniloides. El nombre viene de un grano de vainilla. El CBD se une al TRPV1, que tiene un impacto en la recepción del dolor. La anandamida también es un agonista del TRPV1.

5. El inhibidor de la recaptación

El cannabidiol puede establecer una fuerte conexión con tres tipos de FABP. El CBD se opone a los endocannabinoides por las mismas moléculas de transporte. Una vez que

Entran a las células, anandamida se descompone en ácido graso amida hidrolasa, o FAAH, como parte del ciclo de vida molecular. El FAAH es una encima metabólica. Sin embargo, el CDB dificulta este proceso al disminuir el acceso de la anandamida a las moléculas de transporte del FABP. Esto también causa un retraso en la transferencia de endocannabinoides dentro del interior de la célula.

El CBD actúa como inhibidor de la recaptación y descomposición de la anandamida (Deutsch, 2016).[10]

Esto hace que los niveles de endocannabinoides en las sinapsis del cerebro aumenten. La función del CBD como inhibidor de la recaptación aumenta el tono endocannabinoide. Esta es la razón principal por la cual el CBD es elogiado por sus efectos neuroprotectores, especialmente las convulsiones.

La CBD también inhibe la recaptación de adenosina. Tiene efectos antiinflamatorios y antiansiedad que están relacionados con este mecanismo. El CBD aumenta los niveles de adenosina en el cerebro al disuadir la recaptación de adenosina. Esto reguló la actividad de los receptores de adenosina en el cerebro. Los receptores de adenosina A1A y A2A desempeñan un papel esencial en la función cardiovascular. Actúan para controlar el consumo de oxígeno miocárdico y el flujo sanguíneo.

6. Modulador alostérico

El cannabidiol también actúa como un modulador de receptores alostéricos. Significa que es capaz de cambiar la forma del receptor. Al hacerlo, puede afectar la transmisión de la señal del receptor, ya sea aumentándola o inhibiéndola.

Los científicos de Australia sugieren que el CDB funciona como un "modulador alostérico positivo" del receptor GABA-A (Bakas et al., 2017).[11]

---

[10] Deutsch, D. (2016). "Una Retrospectiva Personal: "Elevar la anandamida (AEA) por medio de la hidrolasa de ácido graso (FAAH) y las proteínas de unión de ácido graso (FABP)." Fronteras en Farmacología, 7. DOI: 10.3389/fphar.2016.00370.

[11] Bakas, T.; van Nieuwenhuijzen, P.; Devenish, S.; McGregor, I.; Arnold, J.; y Chebib, M. (2017). "Las acciones directas del Canabidiol y el 2-Arachidonoyl Glicerol en los Receptores GABA-A." Investigación Farmacológica, 119, 358-370. DOI: 10.1016/j.phrs.2017.02.022.

Esto significa que el CBD influye en el GABA-A de tal manera que amplifica la afinidad de unión de los receptores. Principalmente, se potencia la asociación de su principal agonista endógeno, el ácido gamma-aminobutírico (GABA). El GABA es conocido como el principal neurotransmisor inhibidor del sistema nervioso central.

La intercesión de los efectos sedantes del Benzos se realiza mediante la transmisión del receptor GABA. El CBD actúa como ansiolítico porque altera la forma del receptor GABA-A de cierta manera. Esta alteración de las formas aumenta el efecto calmante natural del GABA.

También se ha identificado que el CBD funciona como un "modulador alostérico negativo" del receptor cannabinoide CB1. Este receptor está presente en grandes cantidades en el sistema nervioso central y en el cerebro. La CBD no se une fácilmente al receptor CB1. Interactúa alostéricamente con él y cambia de forma. Esto hace que la capacidad del CB1 para unirse al THC lo debilite. Al hacer esto, se mitiga la capacidad psicotrópica del THC. Es por eso que no causa un "viaje" cuando la gente usa cannabis enriquecido con CBD en comparación con las drogas en las que domina el THC. Por eso es que los productos ricos en CBD pueden impartir varios beneficios para la salud sin causar ningún efecto disfórico.

Términos Relacionados al cannabis

Una cosa que pueda parecerte difícil al seguirle el paso a esto es la terminología. Muchas palabras son similares pero tienen significados muy distintos. Aquí hay algunos términos principales que nos ayudarán en este caso.

Cannabinoides: Ellos pertenecen a una familia química diversificada. También tienen una gran variedad de usos. Algunos son considerados ilegales mientras otros tienen propiedades calmantes y relajantes.

CBD: El CBD es un cannabinoide que ocurre naturalmente. Llega en segundo lugar como el componente más abundante de la planta de cannabis. Es legal y seguro para consumir, a diferencia del THC.

THC: Es el compuesto que es encontrado en la mayoría de las plantas de cannabis. Es un cannabinoide psicotrópico potente. Su producción y uso están bajo una regulación estricta porque causa un "viaje" después del consumo de marihuana.

cannabis: El cannabis es una planta con flores. Es usada amplamente por sus propósitos recreacionales y medicinales. La Marihuana y el Cáñamo son ambos parte de la familai del cannabis.

Marihuana: La planta de Marihuana tiene hojas anchas, y tiene una apariencia más
corta, como de arbusto.

Cáñamo: La planta del cáñamo tiene hojas altas y delgadas, y la mayoría de las hojas están en la cima de la planta.

Aceite de CBD de Marihuana: Contiene alrededor de 10% de CBD y 20% de THC.

Aceite de CBD de Cáñamo: Contiene alrededor de 20% de CBD y menos de 0.3% de THC.

¿Puedes Fallar un Examen de Drogas después de Consumir CBD?

La cantidad de THC en el CBD de Cáñamo es menos del 0.3 por ciento. No se mostrará en examenes ser positivo para THC. Sin embargo, si consumes alrededor de 1000-2000 mg por día de CBD, entonces puedes fallar un examen de drogas para THC. Esto es de acuerdo a las directrices SAMHSA. SAMHSA es la abreviatura de Substance Abuse and Mental Health Services Administration.

Si usas un producto derivado del cáñamo y consumes altas dosis de CBD, entonces hay un bajo riesgo de fallar la prueba de THC si te haces la prueba regularmente. Una alternativa de usar productos derivados del cáñamo es el CBD purificado. El CBD purificado o aislado solo contiene CBD y ningún otro compuesto. Hay más ventajas al usar aceite de CBD que CBD purificado.

Incluso por tomar altas dosis de aceite de CBD, uno no puede "viajar." Nuestra coordinación, equilibrio, y funciones motoras no están en riesto de comprometerse al usar aceite de CBD. Los efectos psicodélicos empiezan a aparecer cuando la cantidad de 3-5 por ciento de THC es consumida. El CBD solo tiene 0.3 por ciento de THC. No hay caso o reporte de alucinaciones causadas por el aceite de CBD. Aumenta la sensación de bienestar y no nos deja distraídos.

Métodos de Extracción de CBD y ¿Cuál es el Mejor?

Los cannabinoides son extraídos del cáñamo. Entonces son típicamente concentrados en forma de aceite. Cuando consumimos esto, puede hacer que las cantidades de cannabinoides aumenten por un período continuo en tus niveles sanguíneos. Este efecto hace que el CBD sea mucho más saludable de usar para propósitos recreacionales comparados con la marihuana vaporizada. Esto se debe a que esta última se difunde de la sangre muy rápidamente en comparación con el primero.

Hay cuatro maneras de extraer el CBD.

Método de extracción de CO_2:

Este es un método relativamente nuevo que no utiliza ningún producto químico, por lo que en lugar de disolventes químicos, utiliza dióxido de carbono. Este método involucra extraer los componentes químicos de las flores. El próximo paso que sigue es la destilación, donde se mezclan en un aceite espeso.

Método de extracción química:

Este es el método más genérico para la extracción de CBD. En este método, utilizamos solventes que típicamente son hexano o alcohol. El denso aceite y algo de residuos dañinos son dejados atrás después de que el solvente se seca.

Extracción basada en lípidos:

En este método, usamos las grasas que absorben los componentes químicos del cannabis. Después de incorporarlos, también encierran los compuestos dentro de sí mismo.

El aceite de coco orgánico es una de las mejores grasas que puedes usar en este método. La ventaja principal de este método es que la presencia de grasas facilita el consumo del producto. La biodisponibilidad hace a este proceso mucho más seguro que la extracción por químicos.

Destilación térmica o al vapor:

En este método de destilación, el aire caliente es empleado para obtener compuestos químicos de la planta. El aire caliente vaporiza los compuestos químicos de las flores. Estos vapores luego son destilados en aceite CBD. Los cannabinoides también son activados al usar este método. El anillo de carboxilo adicional se retira de la cadena molecular, lo que le ayuda a interactuar con los receptores CB rápidamente. Esto asegura el uso medicinal definitivo del CBD y el método que lo permite se conoce como descarboxilación.

Es el mejor método para obtener toda la gama de compuestos químicos que se encuentran en la planta de cannabis. Otra ventaja de este método es que obtenemos terpenos, que también son muy beneficiosos. Los terpenos pueden causar un efecto de cortejo, que ayuda a mejorar los efectos de la CBD más que otros métodos.

LOS USOS DEL CBD

CBD para Ansiedad y Estrés

Alrededor de hace dos mil años, el uso del cannabis y el CBD para la ansiedad hicieron su primera aparición en un texto Vedico. Este particular uso de la planta prevalece en muchas culturas. El THC puede elevar la sensación de ansiedad en algunos disminuirla en otros. El CBD tiene un efecto mucho más consistente sobre la ansiedad comparado al THC. El CBD ha demostrado una y otra vez una reducción en ansiedad. Los efectos relacionados con el estrés del CDB están relacionados con la actividad en algunas regiones del cerebro, especialmente en las áreas límbicas y paralímbicas. Una investigación de 2012 ha concluido que la CDB causa reducción de la ansiedad (Stress, 2019).[12]

Una reseña publicada en Neurotherapeutics descubrió que la CBD puede ser beneficiosa para las personas que sufren de ansiedad. Se descubrió que la CBD es útil en algunos trastornos que están relacionados con la ansiedad. Dado que la CBD puede causar una reducción de la ansiedad, también es posible que estos trastornos que están muy relacionados con la ansiedad también se beneficien de la CBD. Algunos de estos incluyen el trastorno de pánico, el trastorno de ansiedad general, el trastorno de ansiedad social, el trastorno de estrés postraumático (TEPT) y el trastorno obsesivo-compulsivo (Blessing, Steenkamp, Manzanares y Marmar, 2015).[13]

[12] Stress, P. (2019). "Los 10 aceites esenciales más poderosos del planeta para aliviar la ansiedad y el estrés: Extraído de https://www.consciouslifestylemag.com/best-essential-oils-for-anxiety-and-stress/.

[13] Blessing, E.; Steenkamp, M.; Manzanares, J.; & Marmar, C. (2015). "Canabidiol como un Tratamiento Potencial para los Trastornos de Ansiedad." *Neurotherapeutics*, 12(4), 825-836. DOI: 10.1007/s13311-015-0387-1.

Los tratamientos actuales para estos trastornos tienen un número considerable de efectos secundarios que causan más problemas de los que pueden superar. Desde entonces, se han llevado a cabo múltiples estudios para acercarse a tener más evidencia para cimentar esta propiedad de la CDB. Algunos estudios relacionados con animales revelaron que si el sistema endocannabinoide se refuerza, puede aliviar las consecuencias del estrés, tanto físico como de comportamiento.

Los cannabinoides con alto contenido de CBD pueden tener efectos positivos en la disminución del estrés temporal y también de la ansiedad crónica. Proporciona protección para el cuerpo contra los duros efectos fisiológicos del estrés y la ansiedad.

Existe mucha confusión sobre cómo obtener y cuál es la dosis adecuada y los métodos de administración cuando se toma el cannabidiol. Puede consultar a un médico con experiencia en cannabis medicinal. Los productos CBD con una proporción de 20:1 o superior se recomiendan para la ansiedad. Los métodos que puedes usar para consumir el CBD son gotas, comestibles, o cápsulas. Todos estos métodos tienen sus ventajas y desventajas, así que escoge la manera que mejor se adapte a ti.

Siempre deberías empezar con una micro dosis y aumentarla lentamente. Asegúrate de que no vas más allá del rango de dósis recomerdado. Cuando sientas que tus síntomas están disminuyendo, esto significa que la dosis está funcionando para ti. Si desea alivio inmediato de un ataque de ansiedad o pánico, coloque gotas directamente debajo de la lengua, fumar o vaporizar también funcionan bien. Estos son métodos mediante los cuales el CBD da un efecto muy directo.

El índice de salud del cannabis (ISC) es un sistema de puntuación del cannabis en general. Se basa en la evidencia y la eficacia de numerosos problemas de salud. Se basa en los datos de investigación que están actualmente disponibles, así que en base a este CHI, el tratamiento de la ansiedad por CBD está en *un posible rango probable.*

CBD para Trastornos de Depresión y Humor

La depresión clínica es un tipo severo de trastorno de humor. Es acompañada por tristeza, apetito disminuido, pérdida de interés en las cosas, y una disminución de energía. En algunos casos, trae pensamientos suicidas a la persona.

La serotonina es un mensajero químico que se cree que funciona como un estabilizador de humor. Es comúnmente usado en las medicinas que son administradas para la depresión. La red neural del sistema endocannabinoide es similar en su función a la dopamina y la serotonina. Los cannabinoides, como el THC, también afectan los niveles de serotonina. Una pequeña dosis de THC incrementa la serotonina mientras una dosis grande puede causar que los niveles disminuyan. Algunos estudios también han sugerido que el CBD debería ser representado como una posible droga antidepresiva. Puede mejorar la señalización serotonérgica y de glutamato ("cannabis: Potente Anti-depresivo en

Bajas Dosis, Empeora la Depresión en Altas Dosis,"

2019.)[14]

Según el índice de salud del cannabis (ISC), el tratamiento de la depresión con cannabis se clasifica en el rango de "posible a probable". Hasta ahora, los estudios han indicado efectos positivos y potencial para el tratamiento efectivo de la depresión mediante el uso de CBD.

Los estudios en animales han indicado que el CBD actuó como un ansiolítico y antidepresivo en múltiples modelos. El compuesto CBD funcionó combinándose con el neuro-receptor 5-HT1A. El CBD funciona para mejorar la funcionalidad del sistema endocannabinoide. Incrementa el tiempo en el que la anandamida funciona en los receptores CB1 y CB2. El papel principal de la anandamida es mantener el equilibrio mediante la inhibición o la mejora cuando los niveles aumentan o disminuyen respectivamente. Los niveles de sustancias que controla incluyen dopamina, serotonina, sistemas de GABA-glutamato, etc. Esta es una de las principales razones por las que el CDB está relacionado con la modulación de la depresión y el estrés.

CBD para la Salud Mental

Los cannabinoides también son conocidos como los neuro-protectores. Ellos ayudan en regular la salud del cerebro. Están vinculados a varios funciones y los efectos que pueden tener en el cerebro. Algunas de las tareas que realizan los cannabinoides son la remoción de células dañadas y el aumento de la productividad de las mitocondrias.

La presencia de glutamato extra estimula las células nerviosas presentes en el cerebro. Provoca que las células se vuelvan hiperactivas y sobreestimuladas. Esto puede llevar al daño celular. El CBD funciona para mitigar la toxicidad causada por el glutamato. Los cannabinoides protegen las células cerebrales contra el daño (Brain, 2019).[15]

---

[14] "cannabis: Potente Anti-depresivo en Bajas Dosis, Empeora la Depresión en Altas Dosis," 2019.) Extraído de https://www.sciencedaily.com/releases/2007/10/0710231839 37.html.

[15] Brain, T. (2019). "Las Claves para la Salud Cerebral: 10 Suplementos y Hábitos que Supercargan Tu Cerebro." Extraído de https://www.consciouslifestylemag.com/brain-health-key-supplements-habits/.

Algunos estudios también han afirmado que la CBD puede tener un efecto antiinflamatorio en el cerebro, pero la evidencia no es concluyente.

Con la edad, el cerebro también envejece. El proceso de desarrollo de nuevas neuronas se relantiza. Se necesitan nuevas celulas para regular la salud mental. También son esenciales para prevenir enfermedades degenerativas.

Un estudio realizado en 2008 mostró que el pequeño número de cannabinoides, como el CBD y el THC, estimuló el desarrollo de nuevas células nerviosas en los animales. Este fenómeno fue observado no solo en cerebros jóvenes, sino también en cerebros más viejos.

CBD y el Dolor

En 1859, Sir John Russell Reynolds declaró que no hay mejor opción que el cannabis para aliviar ciertos tipos de dolor. El era un médico de la reina y un pionero de la investigación de la epilepsia muy conocido. El cannabis se ha utilizado en casi todas las culturas de Europa y Asia, específicamente para aliviar el dolor. Para muchas clases diferentes de dolor, el cannabis es un remedio efectivo y un analgésico seguro. La investigación sobre este tema también sigue avanzando.

El uso del CBD para el dolor es el más común entre las masas. La percepción general es que es una alternativa más natural a los medicamentos para el dolor. Los científicos diferencian el dolor en dos tipos. Uno es neuropático, que es un tipo crónico de dolor. Otro es el dolor nociceptivo, que por lo general sólo ocurre durante un tiempo limitado. El cannabis afecta ambos de estos tipos de dolor. Se ha demostrado que el sistema endocannabinoide está implicado en el procesamiento de las señales de dolor, como nos han demostrado algunos estudios. Encontrar la dosis correcta es muy importante si desea experimentar algún beneficio del CDB.

CBD para Inflamación

Muchos estudios han indicado que el CBD tiene propiedades antiinflamatorias. Puede ayudar a reducir la inflamación ya que interactúa con el sistema endocannabinoide presente en los órganos de todo el cuerpo humano. La inflamación está implicada en muchas enfermedades.

Se llevó a cabo un estudio en ratones y ratas, y los investigadores descubrieron que la CBD redujo el dolor crónico y la inflamación en ellos (Xiong et al., 2012)..[16]

[16] Xiong, W.; Cui, T.; Cheng, K.; Yang, F.; Chen, S.; Willenbring, D.; et al. (2012). "Los cannabinoides suprimen el dolor inflamatorio y neuropático al apuntar a Receptores α3 de glicina." *The Journal of Experimental Medicine*, 209(6), 1121–1134. DOI: 10.1084/jem.20120242

Las propiedades antiinflamatorias del CBD lo hacen capaz de ayudar en muchas otras condiciones relacionadas con la salud. Se cree que los efectos antiinflamatorios del CBD están relacionados con su capacidad de interactuar con receptores específicos presentes en las células inmunitarias. Los receptores CB2 están presentes dentro de las células inmunes. El CBD rápidamente interactúa con ello. El CBD puede estimular estos receptores. Al activarse; una gran variedad de respuestas inmunes son activadas. Una de estas respuestas inmunes es luchar contra la inflamación presente en el cuerpo.

CBD para la Salud de la Piel

Los receptores CB2 están presentes en altas concentraciones en la piel. El aceite de CBD también está siendo fabricado en forma de lociones, sueros, o bálsamos. El antioxidante en el aceite de CBD tiene muchas ventajas. Puede reparar el daño que está causado por los dañinos rayos UV en la piel. Los productos tópicos que se basan en el cannabis están evolucionando para tratar otros problemas de la piel también. Se han desarrollado para tener un efecto sobre dolencias como el acné, la psoriasis y otros problemas de la piel. También puede mejorar el proceso de sanar la piel dañada.

La historia del cannabis indica que se utilizaba comúnmente para el tratamiento de heridas tanto en animales como en humanos. Los nuevos estudios de hoy en día encuentran nuevas maneras de combatir el acné con CBD. La ciencia médica ha llegado tan lejos, y aún así no hay una medicación estándar para el acné que erradique los efectos para siempre. El CBD es bien conocido por sus varias propiedades que han demostrado ser beneficiosas mientras emergen nuevos estudios y evidencia. Algunos dicen que el CBD podría probar ser más efectivo que la vitamina C o E. Ambas vitaminas son esenciales para una buena salud de la piel. Hoy en día, hay muchos productos tópicos que prometen tratar y prevenir los cánceres de piel.

La aplicación tópica de la CBD y el THC se ha relacionado con el tratamiento de algunos tipos de cáncer de piel, como el melanoma y el carcinoma. El uso de aceites CBD para el tratamiento de inflamaciones en la piel está ganando una rápida popularidad. Rick Simpson afirma haber curado su carcinoma de células basales con aceite de cannabis. El ahora tiene toda una línea de productos relacionados al CBD. El cannabis no es psicoactivo cuando lo aplicamos tópicamente.

CBD para la Salud delos Huesos

Se sabe que los cannabinoides ayudan en el proceso del metabolismo óseo. El metabolismo óseo es un ciclo de nuestro cuerpo en el que el material óseo viejo es reemplazado por el nuevo a un ritmo de aproximadamente el 10 por ciento anual. Este proceso es significativo para mantener huesos sanos y fuertes.

Se ha demostrado que el CBD inhibe una enzima que es responsable de arruinar los elementos de construcción ósea en el cuerpo. De esta manera, el CBD también ayuda con las enfermedades de los huesos, como la osteoporosis y la osteoartritis, que están relacionadas con la edad. En estas enfermedades, el cuerpo ya no produce las nuevas células óseas y cartilaginosas.

El CBD está relacionado con el desencadenamiento del proceso de formación de nuevos huesos. También se ha descubierto que acelera el proceso de curación de los huesos rotos. Debido a la creación de un callo de fractura más fuerte, la probabilidad de romper el hueso de nuevo se reduce significativamente.

<u>CBD para Cáncer</u>

El cáncer es una enfermedad mortal. Después de tantos avances e investigaciones sobre esta enfermedad, todavía no hemos encontrado un tratamiento efectivo que no incluya sus duros efectos secundarios. Incluso si usted completa el tratamiento, existe el riesgo de que el cáncer pueda reaparecer.

Cuando se corrió la voz de que el CDB podría ser potencialmente efectivo contra el cáncer, la gente se interesó inmediatamente en él. La razón es que los tratamientos actuales del cáncer son a menudo una pesadilla. Un estudio realizado en 2012 mostró que los animales a los que se les dio CBD son menos propensos a desarrollar cánceres de colon. Fueron introducidos a los carcinógenos en un laboratorio después de recibir tratamiento por CBD.

Hay muchos estudios que muestran que el THC puede ser útil para prevenir y reducir los tumores. En 2015, los científicos investigaron 84.000 historias clínicas. Todas pertenecían a pacientes varones con base en California. Los científicos descubrieron que los que usaban cannabis tenían una tasa de cáncer de vejiga 45 por ciento inferior a la normal.

Todavía se están llevando a cabo muchas investigaciones sobre este tema. Si encontramos pruebas concretas y pruebas de que el cannabis es realmente la solución al cáncer, podría cambiar el mundo de la medicina para siempre. El cáncer ya no será más una sentencia de muerte. El cannabis podría revolucionar el tratamiento de esta pesadilla. La investigación que se está llevando a cabo se centra principalmente en la proporción de CDB con respecto al THC. Los investigadores están calculando la mejor cantidad de ambas sustancias para utilizar en el medicamento para diferentes tipos de cáncer. El nivel de dosis para la prevención y el tratamiento del cáncer también se está investigando intensamente.

CBD y las Enfermedades Cardiovasculares

Hay un par de estudios que describen la eficacia del cannabis para regular el colesterol. En 2013, 4.652 personas participaron en un estudio sobre el efecto del cannabis en la salud cardiovascular. Compararon los sistemas metabólicos de los no usuarios, los usuarios actuales y los antiguos usuarios. Se descubrió que los usuarios actuales tienen niveles elevados de lipoproteína de alta densidad (HDL-C) en la sangre, también conocida como colesterol bueno.

En el mismo año, otro estudio fue llevado a cabo en Canadá. Analizaron a más de setecientos miembros de la comunidad inuit de Canadá. Concluyeron que los consumidores habituales de cannabis tienen niveles más altos de HDL-C y niveles reducidos de LDL-C. LDL-C es el colesterol malo.

La aterosclerosis es una enfermedad que ocurre comúnmente en los países occidentales debido a su estilo de vida y régimen alimenticio. Puede causar un derrame o llevar a enfermedades cardíacas. La aterosclerosis es un trastorno inflamatorio crónico. Esta enfermedad incluye el depósito de las placas ateroscleróticas. Las placas ateroscleróticas son las células inmunitarias que transportan las LDL oxidadas. Se han encontrado algunos fragmentos de evidencia que sugieren que las señales endocannabinoides juegan un papel esencial en la patología de la aterogénesis.

La afección se produce como respuesta a las lesiones en el revestimiento de las paredes arteriales. Estas lesiones son causadas por presión arterial alta, microbios infecciosos o una alta cantidad de homocisteína, que es un aminoácido. Existen algunos tratamientos para estas afecciones, pero no están exentos de los efectos secundarios perjudiciales.

En 2005 se llevó a cabo un ensayo en animales que demostró que una dosis baja de cannabinoides reducía la progresión de la aterosclerosis. El año próximo, los científicos sugirieron que la capacidad inmunomoduladora de los cannabinoides está establecida en el mundo de la ciencia. También dijeron que los cannabinoides tienen un gran potencial para una variedad de condiciones del cuerpo humano.

Otro ensayo animal fue llevado a cabo en el 2007. Este estudio también mostró que la CBD tiene un efecto positivo sobre los problemas relacionados con el corazón. Se descubrió que incluso tenía un impacto cardioprotector durante un ataque cardíaco.

Se publicó una revisión en el British Journal of Clinical Pharmacology, en la que se afirma que el CBD puede ayudar mucho en la prevención de la propagación del cáncer. El CDB tiene bajos niveles de toxicidad. No le causa daño a los humanos. También se encontró que los compuestos de la CDB disuaden el crecimiento de las células tumorales. En algunos casos, el CBD también puede destruir las células tumorales (Yamini Ranchod, 2019). [17]

CBD para la Diábetes

Existen varios estudios que indican que las personas que consumen cannabis regularmente tienen un índice de masa corporal más bajo, un menor riesgo de desarrollar diabetes y una circunferencia de cintura más pequeña. En 2011 se publicó un informe en el que se realizó una encuesta a unos 52.000 participantes. La conclusión que sacaron de este estudio en particular fue que en los consumidores de cannabis, las tasas de obesidad son aproximadamente un tercio más bajas que las de los demás. Todo esto a pesar del hecho de que esos participantes específicos comen más calorías por día. Este consumo de alimentos podría estar potencialmente relacionado con la estimulación hormonal del THC que puede aumentar el apetito conocido como grelina. La grelina no sólo aumenta el apetito, sino que también estimula el metabolismo.

En 2006, un estudio sobre ratas de laboratorio indicó que el uso de sólo CBD sólo redujo la incidencia de diabetes en ellas. La investigación sobre este efecto del CBD nos ha demostrado que el CBD es beneficioso para la pérdida de peso. Ayudan a convertir la grasa blanca en grasa marrón que reduce el peso.

---

[17] Yamini Ranchod, M. (2019). "Cáncer: Panorama general, causas, tratamientos y tipos". Extraído de
https://www.medicalnewstoday.com/articles/323648.php

Los investigadores también han descubierto que los participantes del estudio que eran consumidores actuales de cannabis tienen niveles de insulina que eran 16 por ciento más bajos que otros participantes que no consumían cannabis. Estos consumidores de cannabis también tenían un 17 por ciento menos de resistencia a la insulina y niveles elevados de colesterol HDL que nos protege contra la diabetes en desarrollo. Este efecto protector del cannabis se desvanece con el tiempo a medida que las personas dejan de consumirlo o no lo consumen con tanta frecuencia. Los que alguna vez fueron consumidores de cannabis describieron asociaciones similares que no eran tan notables.

El aumento de peso y la obesidad son provocados por el exceso de insulina. Una mayor cantidad de insulina estimula la conversión de azúcares en grasas almacenadas. Hay investigaciones en curso sobre la relación de la CDB con la obesidad y la diabetes tipo 2. Tiene el potencial de ser un descubrimiento importante. El estudio está principalmente enfocado en el intercambio entre cannabinoides y la regulación de insulina.

La diabetes tipo 1, una enfermedad autoinmune, podría ser causada por la inflamación. Esto ocurre cuando las células del páncreas son atacadas por el sistema inmunológico. Las investigaciones realizadas en 2016 indicaron que la CDB podría ayudar a reducir la inflamación del páncreas (Lehmann et al., 2017).[18]

CBD para Mascotas

Las mascotas, especialmente los perros, pueden obtener muchos beneficios positivos de la CBD. Los efectos de la CBD son los mismos en humanos, perros, gatos y otras mascotas. La razón detrás de esto es que las mascotas también tienen un sistema endocannabinoide que funciona de la misma manera que el que tienen los humanos. Muchas dolencias que afectan a los seres humanos tienen un efecto y síntomas similares en las mascotas también.

---

[18] Lehmann, C.; Fisher, N.; Tugwell, B.; Szczesniak, A.; Kelly, M.; y Zhou, J. (2017). "El tratamiento experimental con cannabidiol reduce la inflamación pancreática temprana en la diabetes tipo 1". Hemorreología Clínica y Microcirculación, 64(4), 655–662. DOI: 10.3233/ch-168021.

A continuación se enumeran algunos de los beneficios del CDB para las mascotas.

- Alergias

- Antiinflamatorio

- Ansiedad

- Apetito

- Artritis

- Tumores Grasosos

- Dolores Crónicos

- Calidad de Vida

- Problemas digestivos

- Convulsiones

- Glaucoma

- Problemas de articulación

- Fobias

- Problemas cutáneos

- Problemas de la piel

También es conocido como un anticonvulsivo, que es uno de los usos más beneficiosos del CBD. Actúa como un aliviador de estrés. El CBD no sólo ayuda con las condiciones físicas, sino que también es beneficioso para ciertas condiciones de salud mental. Al igual que los humanos, las mascotas también sufren de estrés y ansiedad. Aunque la fuente puede ser diferente, los síntomas son generalmente los mismos.

También actúa como analgésico y estimula la homeostasis. El CBD es muy conocido por sus propiedades analgésicas. También ayuda a lidiar con el dolor en una variedad de formas. Detiene o dificulta la absorción de anandamida. Esto lleva a tener menores sensaciones de dolor en la presencia de más anandamida.

CBD para el TEPT

TEPT es el trastorno de estrés post-traumático. Puede ocurrir después de que una persona pasa por una situación especialmente severa en sus vidas. Hay una psicoterapia como también medicaciones para el tratamiento de TEPT.

CBD puede proporcionar potencialmente una excelente alternativa a las medicaciones para el TEPT. Estas medicaciones tienen serios efectos secundarios. El CBD, por otra parte, no tiene efectos secundarios perjudiciales reportados o conocidos. ("Trastorno de Estrés Post-Traumático (TEPT): Panorama general de la investigación sobre los cannabinoides y el CDB", ECHO Connection, 2019).[19]

---

[19] Extraído de https://echoconnection.org/post-traumatic-stress-disorder-ptsd-medical-cannabis-and-cbd- research-overview/.

El CBD mejora la regulación de las funciones vitales del sistema endocannabinoide. Estas funciones incluyen la extracción y consolidación de la memoria. El CBD es capaz de activar los receptores CB1 y CB2. Puede activar la producción de más neurotransmisores que están enlazados con mejorar el sentimiento de placer, felicidad, y la memoria.

El CBD se ha vuelto muy popular entre pacientes de TEPT. El CBD puede prevenir que el trauma subyacente no se presente. También puede disminuir efectivamente las pesadillas y recuerdos traumáticos que pueden ser perjudiciales para el bienestar emocional de uno.

CBD para el Insomnio

La investigación que se ha hecho hasta ahora sugiere que el aceite de CBD puede ayudarnos a dormir mejor. Puede mejorar nuestro sueño y puede remediar efectivamente el insomnio. La investigación sobre este tema aún continúa.

La causa principal del insomnio es el estrés. Los

niveles de estrés en la población de hoy está en su punto más alto. Cuando estamos en un estado prolongado de estrés, puede acarrear peligrosas condiciones de salud. Estas condiciones pueden incluir cáncer, depresión, y ansiedad. El CBD interactúa con los receptores que están presentes en el cerebro, y mejoran las habilidades cognitivas del cerebro. Esto ayuda enormemente al cerebro, y el CBD puede empoderarlo para responder a situaciones estresantes más efectivamente (Pava, Makriyannis y Lovinger, 2016).[20]

CBD para la Epilepsia

La CBD puede ayudar a reducir los síntomas de la epilepsia. Puede mitigar la frecuencia y la fuerza de las convulsiones. El CBD también ayuda a controlar los espasmos, tics y temblores. Tenemos la primera prueba de que el CBD tiene propiedades anticonvulsivas.

Salió la historia de una niña llamada Charlotte. Era una niña que sufría de un caso extremo de epilepsia. La única esperanza de Charlotte era una tintura. Terminó ayudándola a manejar trescientas convulsiones semanales. La tintura se formó con cannabis enriquecido con CBD (Saundra Young, 2019).[21]

CBD para Combatir la Adicción a las Drogas

El CBD es un compuesto no psicodélico obtenido del cannabis. Uno de los usos más infravalorados de la CDB es ayudar a erradicar la adicción a las drogas o al alcohol.

Es un enfoque extraño pero que funciona mejor que otros métodos. Hay un montón de estudios para respaldar este hecho también. Si tomas en cuenta cómo el CBD interactúa con el sistema endocannabinoide de nuestro cuerpo, entonces las cosas empiezan a aclararse.

Una semana de administrar CBD puede prevenir recaídas por muchos meses. Los estudios han demostrado que con solo siete días de tratamiento con CBD, se encontraros muchos resultados positivos. No había desarrollo de características similares a los adictos. También evita que el sujeto recaiga por alrededor de cinco meses (Gonzalez-

Cuevas et al., 2018).[22]

[20] Pava, M.; Makriyannis, A.; y Lovinger, D. (2016). "La señalización endocannabinoide regula la estabilidad del sueño". *PLOS ONE*, 11(3), e0152473. DOI: 10.1371/journal.pone.0152473.

[21] Saundra Young, C. (2019). "La marihuana detiene las convulsiones severas del niño". CNN. Extraído de https://edition.cnn.com/2013/08/07/health/charlotte-child-medical-marijuana/index.html.

[22] Gonzalez-Cuevas, G.; Martin-Fardon, R.; Kerr, T.; Stouffer, D.; Parsons, L.; Hammell, D. et al. (2018). "Potencial Único de Tratamiento del Cannabidiol para la Prevención de la Recaída del Consumo de Drogas: Prueba preclínica de principio". *Neuropsicofarmacología*, 43(10), 2036-2045. DOI: 10.1038/s41386-018-0050-8.

ESCOJA EL MEJOR ACEITE DE CBD Y DOSIFIQUE APROPIADAMENTE

Calidad del Aceite CBD

El CBD es una industria que crece rapidamente. El reciente auge del consumo significa que muchas empresas están tratando de obtener el mayor beneficio posible de la venta del CDB. Existe una alta probabilidad de que no todos ellos se preocupen por poner el mejor y más saludable producto en el mercado. El aceite de CBD está creciendo en popularidad, y muchas compañías están poniendo diferentes productos no estandarizados en el mercado. Los consumidores quedan confundidos sobre la fiabilidad del producto. Estas son algunas de las formas en que se puede identificar el aceite de calidad CBD. Además, compruebe qué empresas recibieron el sello de aprobación de la Autoridad de Cáñamo de los Estados Unidos.

1. Ingredientes

Un aceite de CBD de buena calidad no tiene más de dos o tres ingredientes en él. El CBD no funciona bien si es consumido puro por su cuenta. Se parece a la sal de mesa cuando está en forma 100% pura recién extraída de la planta. Necesita ser infundido con aceite para que funcione eficazmente. Al mezclarse con el petróleo, el cuerpo humano puede absorberlo y metabolizarlo fácilmente. El CBD puro se absorbe menos que el que se infunde con un aceite portador. Un aceite portador de alta calidad es el ingrediente más crucial para cualquier cannabidiol oral. Un producto de buena calidad tendrá 250-1000 mg por onza de fluido de CBD. La cantidad de CBD en un producto puede variar, así que asegúrate de mirar la cantidad de CBD en el producto antes de comprarlo. El aceite de semilla de cáñamo, el aceite de oliva, el aceite de MCT y el aceite de coco constituyen un buen aceite portador. Sin embargo, como el aceite de semilla de cáñamo proviene de la misma planta de la que proviene el CDB, es probablemente el que mejor funciona.

2. Fabricación

Diferentes marcas de CBD tienen diferentes métodos de extracción. Algunos métodos que las compañías usan pueden ser los baratos, y pueden dejar atrás restos de solventes tóxicos.

El método de extracción de CO_2 es costoso y más complejo que los otros. Este método produce aceite de CBD que ha retenido su pureza a través del proceso de extracción.

Algunas compañías también utilizan etanol orgánico de grado farmacéutico para extraer CBD. El uso de etanol elimina las toxinas y residuos que son dejados atrás de la planta de cáñamo. Este método de extracción tiene el mayor rendimiento de cannabinoides en comparación con otros procesos. También es considerado como uno de los medios de extracción más seguros.

Así que, antes de que vayas a comprar cualquier aceite CBD, haz una pequeña investigación de su método de producción. Puedes encontrar esta información en su sitio web. Se recomiendan los que son producidos de los métodos de CO_2 o etanol.

3. La Fuente del CBD

La planta de cáñamo es conocida por ser un hiperacumulador. Esto significa que absorbe lo que sea y todo que exista en el suelo. Si la tierra en donde el cáñamo creció es fértil, la planta será de buena calidad. Una planta de buena calidad significa un aceite de CBD de buena calidad.

Si el suelo en el que se produjo la planta de cáñamo está contaminado con metales pesados, entonces el aceite de la CDB producido a partir de él tendrá los mismos metales pesados en ellos también. Esto hace que sea inseguro que los humanos lo consuman.

El aceite de CBD tiene el riesgo de desarrollar una mala reputación porque a algunos fabricantes no les importa la calidad del cáñamo que usan. El resultado es que el producto que producen puede estar cargado de metales pesados tóxicos.

Intenta usar productos hechos de cáñamo cosechado en Estados Unidos. Los agricultores están certificados por el departamento de agricultura del estado, por lo que se sugiere que si quieres saber la calidad del aceite CBD, investigues de dónde obtienen su cáñamo. Esta información debería estar disponible en el sitio web del vendedor o fabricante.

4. Cantidad de THC en el aceite CBD.

El THC es responsable de los efectos psicotrópicos causados por la ingesta de marihuana o cáñamo agrícola. El cáñamo se usa sobre la marihuana para la producción de aceite CBD porque contiene niveles más bajos de THC. La cantidad de THC presente en el cáñamo es escasa, pero todavía está allí y puede causar efectos psicodélicos si no se procesa eficazmente. El aceite de CBD se fabrica a partir de cientos de miles de plantas de cáñamo. Si el procesamiento de la planta se realiza de manera deficiente, el aceite de CBD producido puede tener mucha más cantidad de THC que el nivel recomendado.

Se sugiere que la cantidad de THC en el aceite de CBD no debe ser superior al 0,3 por ciento. Puedes revisar esta información en la etiqueta del producto.

5. Aislados o espectro completo

El aceite de CBD bueno es fabricado al usar toda la planta. Esto asegura que el aceite contenga CBD y todos los componentes primarios y secundarios de la planta de cáñamo. Estos otros componentes son flavonoides, terpenos y otros cannabinoides. Ellos elevan la efectividad del CBD más que si es usado solo.

Los aislados del CDB contienen sólo el compuesto de Cannabidiol. Los aislados tienen cero THC en ellos, lo cual es excelente para los niños, o para las personas que se están haciendo pruebas para su trabajo, y no quieren arriesgarse a que aparezcan rastros de THC en sus resultados.

Puedes revisar las etiquetas en el producto. Le dirá si el fabricante utilizó toda la planta o el espectro completo.

6. Resultados de pruebas de terceros

La marca que produce CBD de alta calidad siempre proporciona resultados de terceros para sus clientes. Las pruebas de laboratorios independientes aseguran la calidad del aceite de CBD que estás comprando. Estas pruebas satisfarán a los consumidores sobre la fiabilidad del producto y sobre si todas las afirmaciones que han hecho son ciertas o no. Las cosas básicas para buscar son un THC bajo, altas cantidades de CBD, y ausencia de toxinas e impurezas.

Una marca de buena reputación siempre hará que los resultados de laboratorio recientes estén disponibles para los clientes. Pueden estar en el sitio web o en el embalaje del producto. Si no puedes encontrar los resultados del examen, asegúrate de contactarlos. Un servicio al cliente excelente siempre es una señal de un buen producto.

Los laboratorios acreditados según la norma ISO/IEC 17025:2017 prueban el CBD para asegurarse de que está libre de lo siguiente:

- Solventes dañinos residuales

- Hongos o bacterias

- Pesticidas

- Metales pesados

- Cualquier otro material extraño

La Dósis de Aceite CBD

Usa la sección de registro en la parte posterior de este libro para encontrar correctamente la mejor dosis para TUS necesidades. Siempre empieza con muy poco. Por ejemplo, si usas un aceite de 500 mg, yo empezaría con 3 - 5 gotas, 2 veces al día. Toma nota de cómo te sientes. Luego incrementa la dosis lentamente, hasta que te sientas mejor. Si empiezas a sentirte peor, después de un incremento, disminuye la dosis nuevamente.

Si empiezas con demasiada CBD, en casos raros

podría causar síntomas similares a los de la gripe, comparables a los de la gripe Keto, cuando empiezas con Keto.

¡Por eso MÁS LENTO es MEJOR!

La dosis promedio de CBD puede estar entre 10 mg y 50 mg tomados de una a tres veces al día. Las dosis más altas podrían ser usadas para controlar el dolor. Son toleradas muy bien por nuestro cuerpo. Diferentes productos tienen diferentes concentraciones de CBD. Esa es una de las razones por las que algunos notarán efectos en el rango de dosis más bajas, mientras que otros pueden necesitar tomar más para ver los mismos efectos.

- Si tomas el aceite CBD en forma líquida, un gotero de producto de baja concentración te dará aproximadamente 3 mg de CBD. La cantidad no es suficiente para dejarte experimentar ningún efecto notable. Un producto de baja concentración está alrededor de los 100 mg de CBD por onza de fluido.

- Un producto de mediana concentración está alrededor de los 500 mg de CBD por onza de fluido. Un producto de grado medio proveerá alrededor de 15 mg de CBD. Esta cantidad de CBD es considerada una buena dosis.

- Un producto de alta concentración tiene alrededor de 1500 mg por onza de fluido. Un gotero lleno de este producto te dará alrededor de 50 mg de CBD.

¿Cómo Se Toman los Aceites de CBD?

- **En la Comida**

Agregar aceite CBD a sus alimentos hace que sea más fácil de asimilar. Puedes hacer tus propios comestibles o comprar alimentos hechos a base de CBD. Si haces la comida tú mismo, entonces tienes que cuidar la cantidad de aceite de CBD para poner en tu comida y cuánto comes. Los comestibles toman dos a cuatro horas para tener efecto.

Algunos de los beneficios de este método son que, de

todos los otros métodos de consumo, tiene el efecto más duradero. Tienes diferentes opciones para escoger cómo quieres consumir el CBD. Puedes intentar nuevos batidos, recetas de comida, etc.

Algunas desventajas es que puede tomar mucho para hacer efecto, hasta cuatro horas. También tienes que tener cuidado de tener la dosis correcta. Esto es especialmente cierto si compras comida o bebidas que dicen tener CBD. Usualmente, simplemente no lo sabes.

- **Vaping**

También se puede utilizar aceite CBD con un bolígrafo vaporizador. El vaporizar es una alternativa al fumar. Imparte el máximo efecto posible sin ser perjudicial para la garganta o los pulmones. Aunque aún no conocemos los efectos a largo plazo del vaping.

Algunos de los pros de este método son que asegura un efecto óptimo debido a la alta concentración. Usted puede controlar fácilmente la cantidad de dosis que toma.

Algunas desventajas de este método son que la alta

concentración puede no ser lo que usted está buscando. También requiere que usted compre algunos accesorios (por ejemplo, un bolígrafo para vaporizar).

- **Cápsulas**

El CBD puede ser ingerido en forma de cápsulas o de polvo. El pasa por el tracto digestivo y luego es absorbido por la corriente sanguinea. Luego por la sangre, puede viajar por todo tu cuerpo.

Algunas ventajas de este método: Esta es la mejor manera si estás buscando una suplementación a largo plazo. También ayuda a controlar la dosis de aceite de CBD.

Una desventaja asociada a este método. Es la que tarda más en que el CBD llegue a sus objetivos.

- **Sublingualmente**

Las tinturas de aceite de CBD también están disponibles, y vienen en frascos que parecen gotas para los ojos. Puedes poner unas gotas debajo de la lengua y mantenerlas allí por aproximadamente treinta segundos. Algunas de las ventajas de este método son que es discreto y fácil de usar Controlar tu dosis es fácil.

Este método es el que funciona más rápido, así que si necesitas una manera inmediata de librarte del estrés o del dolor, deberías tomar aceite de CBD debajo de tu lengua. Los efectos probablemente durarán unas pocas horas.

¡Encuentra Tu Nivel de Dosis Apropiada!

Muchas personas no saben cómo conseguir la dosis apropiada cuando toman aceite de CBD. A menudo, ellos toman demasiado, así que no les ayudará. El cuerpo de todos reacciona diferentemente, por eso necesitas mantener el rastro de lo que ingieres, para descubrir cuál es tu punto indicado. **¡La parte clave es empezar abajo, y lento!** Mantener en un nivel durante aproximadamente una semana, antes de aumentar la dosis en 2 a 3 gotas. Revisa la sección sobre las dosis en este libro para más información sobre ello.

Algunas personas ven los resultados realmente rápido. Otros toman un poco más, así que sé paciente.

Cómo Usar Este Libro de Registro de CBD

- Cada persona en tu hogar debería usar su propia hoja. Escribe tu **nombre.**

- Pon la **marca** - no todas las marcas son iguales. Quieres saber si una marca te ayuda más o menos.

- La **fuerza** del CBD, por ejemplo 500 mg es una muy común. Encontrarás esta información en la botella.

- **Fecha/Hora** para cuando tomes las gotas, idealmente es en la mañana y en la noche.

- **Dosis:** ¿Cuántas gotas tomaste?

- **Paz:** Coloca un visto bueno si te sientes en paz, sin ansiedad o ataques de pánico.

- **Sueño:** ¿Te dormiste rápidamente, y tuviste una

noche de descanso? De ser así, coloca un visto bueno aquí.

- **Dolor:** ¿Tus niveles de dolor mejoraron? ¿O si solo tienes dolores de cabeza ocasionales, cuando fue la última vez que lo tuviste? Si sientes que mejoró, marca un visto bueno ahí.

- **Humor:** ¿Mejoró tu humor? ¿Te sientes más balanceado? ¿No enloqueciste tan rápido, o te molestas por pequeñas cosas? De ser así, coloca un visto bueno ahí.

- **Piel:** ¿Tu piel se ve mejor, menos roja? ¿Una herida sanó más rápido? ¿Tu psoriasis ya no es tan prominente? De ser así, coloca un visto bueno ahí.

- En **Notas** escribe por ejemplo si estabas muy estresado por alguna razón, o si estabas enfermo, de vacaciones, etc. Es importante tener una visión completa.

- Documenta en **Describe Tus Síntomas**, ¿qué síntomas tienes? ¿Cómo cambiaron? ¿Desaparecieron o mejoraron? Esta es una parte importante, ya que las mejoras son graduales y olvidamos cómo nos sentimos hace una semana.

Para imprimir las páginas de registro, por favor vaya a www.caromollet.com/dosis

Cómo Usar Este Libro de Registro de CBD!

Nombre: _____

CBD Marca: _____

CBD Fuerza: _____

Fecha/Hora	Dosis	Paz	Sueño	Dolor	Humor	Piel

Describe Tus Síntomas

Notas

Cómo Usar Este Libro de Registro de CBD!

Nombre:

CBD Marca:

CBD Fuerza:

Fecha/ Hora	Dosis	Paz	Sueño	Dolor	Humor	Piel

Describe Tus Síntomas　　　**Notas**

Cómo Usar Este Libro de Registro de CBD!

Nombre: _____

CBD Marca: _____

CBD Fuerza: _____

Fecha/ Hora	Dosis	Paz	Sueño	Dolor	Humor	Piel

Describe Tus Síntomas   **Notas**

Cómo Usar Este Libro de Registro de CBD!

Nombre:

CBD Marca:

CBD Fuerza:

Fecha/ Hora	Dosis	Paz	Sueño	Dolor	Humor	Piel

Describe Tus Síntomas   **Notas**

Cómo Usar Este Libro de Registro de CBD!

Nombre: _____

CBD Marca: _____

CBD Fuerza: _____

Fecha/Hora	Dosis	Paz	Sueño	Dolor	Humor	Piel

Describe Tus Síntomas　　　**Notas**

Cómo Usar Este Libro de Registro de CBD!

Nombre:

CBD Marca:

CBD Fuerza:

Fecha/ Hora	Dosis	Paz	Sueño	Dolor	Humor	Piel

Describe Tus Síntomas

Notas

Cómo Usar Este Libro de Registro de CBD!

Nombre: _____

CBD Marca: _____

CBD Fuerza: _____

Fecha/ Hora	Dosis	Paz	Sueño	Dolor	Humor	Piel

Describe Tus Síntomas   Notas

Cómo Usar Este Libro de Registro de CBD!

Nombre:

CBD Marca:

CBD Fuerza:

Fecha/ Hora	Dosis	Paz	Sueño	Dolor	Humor	Piel

Describe Tus Síntomas

Notas

Cómo Usar Este Libro de Registro de CBD!

Nombre:

CBD Marca:

CBD Fuerza:

Fecha/ Hora	Dosis	Paz	Sueño	Dolor	Humor	Piel

Describe Tus Síntomas   **Notas**

Cómo Usar Este Libro de Registro de CBD!

Nombre: _____

CBD Marca: _____

CBD Fuerza: _____

Fecha/ Hora	Dosis	Paz	Sueño	Dolor	Humor	Piel

Describe Tus Síntomas

Notas

Cómo Usar Este Libro de Registro de CBD!

Nombre: _____

CBD Marca: _____

CBD Fuerza: _____

Fecha/ Hora	Dosis	Paz	Sueño	Dolor	Humor	Piel

Describe Tus Síntomas   Notas

Cómo Usar Este Libro de Registro de CBD!

Nombre:

CBD Marca:

CBD Fuerza:

Fecha/ Hora	Dosis	Paz	Sueño	Dolor	Humor	Piel

Describe Tus Síntomas   **Notas**

Cómo Usar Este Libro de Registro de CBD!

Nombre:

CBD Marca:

CBD Fuerza:

Fecha/ Hora	Dosis	Paz	Sueño	Dolor	Humor	Piel

Describe Tus Síntomas   **Notas**